湖 北 省 科 学 技 术 协 会 资 助

防癌抗癌
基础知识手册

FANGAI KANGAI JICHU ZHISHI SHOUCE

主编◎杨盛力　胡建莉

长江出版传媒
湖北科学技术出版社

图书在版编目（CIP）数据

防癌抗癌基础知识手册 / 杨盛力，胡建莉主编 . —武汉：湖北科学技术出版社，2023.5

ISBN 978-7-5706-2306-8

Ⅰ. ①防… Ⅱ. ①杨… ②胡… Ⅲ. ①癌－防治－手册 Ⅳ. ① R73-62

中国版本图书馆 CIP 数据核字（2022）第 229794 号

责任编辑：李　青

责任校对：王　璐　　　　　　　　封面设计：胡　博　张子容

出版发行：湖北科学技术出版社

地　　址：武汉市雄楚大街 268 号（湖北出版文化城 B 座 13-14 层）

电　　话：027-87679468　　　　　　　　邮　　编：430070

印　　刷：武汉邮科印务有限公司　　　　　邮　　编：430205

880×1230　　　　1/32　　　　　　2.5 印张　　　　45 千字

2023 年 5 月第 1 版　　　　　　2023 年 5 月第 1 次印刷

定　　价：28.00 元

《防癌抗癌基础知识手册》

编 委 会

主 编　杨盛力　胡建莉

副主编　魏从兵　中国地质大学（武汉）医院

　　　　王开欣　中国地质大学（武汉）医院

编 者（以姓氏汉语拼音为序）

　　　　蔡容霞　京山市人民医院

　　　　曹思航　华中科技大学同济医学院

　　　　常 健　吉林省肿瘤医院

　　　　陈仁旺　赣南医学院第一附属医院

　　　　程军平　华中科技大学同济医学院附属协和医院

　　　　褚 甜　华中科技大学同济医学院附属梨园医院

　　　　段梅梅　京山市人民医院

　　　　傅芳芳　湖北省肿瘤医院

　　　　管冬霞　赣南医学院第一附属医院

　　　　何前进　黄冈市中心医院

　　　　何 毅　华中科技大学同济医学院

　　　　胡 芳　协和武汉红十字会医院

　　　　黄早早　华中科技大学同济医学院附属梨园医院

　　　　兰 青　华中科技大学同济医学院附属梨园医院

　　　　李冰洁　洪湖市人民医院

李桂湖　潜江市中心医院

刘　平　华中科技大学同济医学院附属梨园医院

刘　扬　黄冈市中心医院

刘志红　武穴市第一人民医院

罗　飞　华中科技大学同济医学院附属协和医院

骆玲丽　黄冈市中心医院

彭　纲　华中科技大学同济医学院附属协和医院

谭冬梅　恩施土家族苗族自治州中心医院

汤　明　洪湖市人民医院

田文曲　华中科技大学同济医学院

王淦昕　华中科技大学同济医学院附属梨园医院

王宏博　襄阳市中心医院

王晓慧　华中科技大学同济医学院附属同济医院

夏喜刚　荆州市中心医院

徐海平　黄梅县人民医院

闫毅博　华中科技大学同济医学院附属梨园医院

杨　彬　湖北省肿瘤医院

余　猛　孝昌县第一人民医院

袁思越　荆州市中心医院

张珺媛　华中科技大学同济医学院

张琦敏　华中科技大学第一临床学院

张子龙　荆州市中心医院

周　剑　咸宁市中心医院

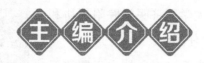

主编介绍

杨盛力，医学博士，副教授，华中科技大学同济医学院附属协和医院肿瘤中心副主任医师。

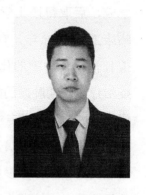

湖北省抗癌协会癌症康复与姑息治疗青年委员会副主任委员，湖北省抗癌协会肿瘤心理专业委员会常委兼秘书，湖北省中医师协会消化病专业委员会常委。还担任 *Evidence-based Complementary and Alternative Medicine*（SCI）编委，*International Journal of Clinical Pharmacy*（中文版）、《中华肿瘤防治杂志》《中华肝脏外科手术学电子杂志》《中华普通外科学文献》、*TMR-Integrative Medicine*、《医药导报》《肿瘤预防与治疗》等杂志青年编委，《辽宁医学杂志》编委，《中华肝脏病杂志》特邀编委。主持科研课题 13 项，发表 SCI 论文 40 篇，其中影响因子大于 10 分 4 篇，5 分以上 11 篇。博士论文被香港中文大学评为优秀博士论文。2020 年荣获湖北省科技进步二等奖，2022 年被评为"新浪最佳公益科普合作伙伴"。

胡建莉，女，医学博士，硕士生导师，华中科技大学同济医学院附属协和医院肿瘤中心主任医师。

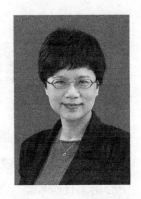

1989 年毕业于华中科技大学同济医学院，后取得博士学位，从事肿瘤专业临床工作 20 余年，有丰富的临床经验，擅长消化道肿瘤的化疗、放疗、靶向免疫治疗，晚期肿瘤的姑息治疗，以及心理治疗。现担任中国抗癌协会肿瘤心理学专业委员会常委，湖北省抗癌协会肿瘤心理专业委员会主任委员，湖北省临床肿瘤学会胃癌专业委员会副主任委员。主持并参加多项临床研究，参加国家自然科学基金项目 2 项，主持湖北省自然科学基金项目 2 项，主持吴阶平基金项目 2 项，主持武汉市科技攻关项目 2 项。发表 SCI 论文 20 余篇。

前　言

在大家的印象中,肿瘤是一种可怕的疾病,很多人"谈癌色变",认为得了肿瘤就等于被宣判死刑,从此心情低落,意志消沉,进而不配合医生的治疗。罹患疾病是痛苦的,但只有摒除消极的情绪,积极地面对,认识疾病,寻求合理的治疗,才能最大限度地消除疾病带给我们的痛苦。樊代明院士曾说,当前人类所面对的癌症病况,其中有的可以通过改善生活方式进行预防,有的可以经过早期治疗提高患者存活率,还有的晚期患者通过规范科学的治疗,可延长生命、提高生活质量。

为了更好地帮助肿瘤患者认识疾病,积极应对治疗,提高生活质量,与肿瘤共存,我们编写了本书。本书主要分为了三个部分。第一部分主要介绍了肿瘤的诱因和预防。所谓知己知彼,方能百战不殆,尽管现代医学目前只能看到肿瘤的发生、发展的冰山一角,但经前辈努力,我们认识到肿瘤其实是基因和环境共同作用下我们身体对自己的"叛变"。我们难以改变自己的基因,但却可以改变自己生活的环境，科学的生活方式、定期的体检、早诊早治，对于预防癌症有着不可或缺的作用。第二部分主要介绍了肿瘤的复发和转移。肿瘤治疗是一场持久战，这意味着我们不可过早轻易放松警惕。我们可以通过规范合理的治疗周期、定期复查、坚持科学的生活方式来预防和避免肿瘤的复发和转移。第三部分主要是从肿瘤患者的心理防护出发。人作为一个活生生的整体，身与心是相辅相成的。好的身体可以带来好的心情，身体出现了病痛，心理也难免受到影响，而不健康的心理状态又会反过来影响身体健康。医生虽然可以帮助患者控制病情的进展，但患者的心理健康却需要医生、患者本人及其亲属甚至是社会的共同帮助。

　　希望本书能为患者及其家人、医务工作者、身体健康的朋友们带来一些科学实用的知识，带着更乐观的心态对待肿瘤。书中难免存在不足之处，也请各位不吝指正。

目　录

第一节　肿瘤的致病因素

一、个体内在因素（肿瘤生成的基础因素）

1. 肿瘤致癌基因和抑癌基因突变

人体内的细胞每天都在不断新陈代谢，就像汽车行驶一样，细胞增殖需要原癌基因作为"油门"，同时也需要抑癌基因作为"刹车"。当前者使用过度或后者失效时，汽车都会失控，也就是肿瘤生成。

2. 与环境致癌因素敏感性相关的基因突变

此类基因突变会导致人体对于外界的致癌因素更加敏感，从而更容易受到致癌因素的影响，更易发生肿瘤。例如，对于乙醇脱氢酶基因表达水平低的人而言，喝与正常人同量的酒会对身体造成更坏的影响，更易引起上消化道肿瘤。

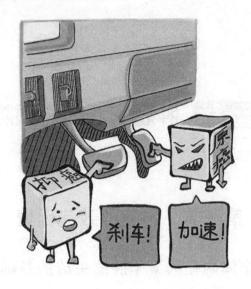

二、环境致癌因素（肿瘤生成的促进因素）

80% 以上的肿瘤可归因为环境因素，环境因素可分为以下几种。

1. 化学致癌因素——亚硝基化合物、烷化剂等

这些化合物有些是天然存在的，有些是人工合成的。它们广泛存在于人类生产和生活环境中，包括污染的水、空气和食物等。

2. 物理致癌因素——电离辐射、过度的紫外线等

电离辐射分为电磁辐射和粒子辐射，多造成白血病、肺癌、皮肤癌、甲状腺癌等肿瘤。

3. 生物致癌因素——肝炎病毒、人乳头瘤病毒等

主要是致癌性病毒，也包括一些细菌和寄生虫。常见的有：与肝癌相关的乙肝病毒（HBV）、与鼻咽癌相关的人类疱疹病毒4型（EBV）、与宫颈癌相关的人乳头瘤病毒（HPV）等。HPV还与鼻腔肿瘤、口腔癌、肛门癌和阴道癌等肿瘤的发生相关。

4. 不良生活习惯致癌因素——熬夜、吸烟、酗酒等

这些不良习惯常常导致的是人过度暴露于大量致癌物质之下。例如，主动和被动吸烟会导致患肺癌、口腔癌、食管癌、膀胱癌等的风险大大增加。

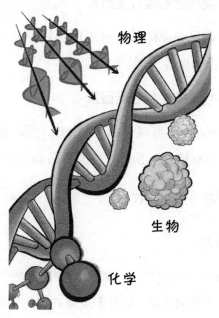

物理

生物

化学

第二节　肿瘤的防治要点

一、减少和消除肿瘤的危险因素

1. 控制环境中的化学致癌因素

如减少油炸、烧烤及腌制食物的摄入；经常接触化学致癌因素的职工（如橡胶厂、印染厂和冶炼厂的工人）应定期体检。

2. 控制环境中的物理致癌因素

如避免长期日光暴晒；放射工作者做好放射防护；妊娠期妇女尽量不做诊断性照射。

3. 控制环境中的生物致癌因素

如注射 HPV 疫苗可减少 HPV 感染，预防宫颈癌；及时根治幽门螺杆菌感染，可预防胃癌及胃黏膜相关淋巴瘤。

二、改变生活方式

1. 控制吸烟

目前认为控制吸烟是单一最大可预防致癌因素。烟草燃烧后的烟雾中含有烟焦油、尼古丁及苯并芘等多种致癌物质，吸烟年龄越早，数量越多，发生肺癌的机会越大。吸烟还可以增加头颈部肿瘤、食管癌、膀胱癌、宫颈癌、胃癌和肝癌等的发病风险。

2. 节制饮酒

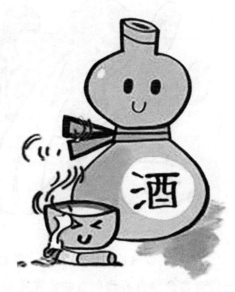

酒精是辅助致癌物，可以改变口腔细胞与食管细胞中致癌物质的代谢，通过致癌物诱导癌症的产生，还可以作为溶剂使烟草或饮食中的致癌物进入细胞，并能抑制人体免疫系统，降低人体的免疫力。目前认为过量饮酒与口腔癌、咽喉癌、食管癌、肝癌、结直肠癌和乳腺癌等的发生有关。

3. 调整膳食结构和饮食习惯

1）以下物质可能诱发癌症，因此应减少含有以下物质的食物的摄取。

（1）未清洗彻底的农药、化肥等污染物。

（2）加工制作食物时添加的防腐剂、人工甘味剂（糖精等）、着色剂（红色二号、奶油黄）及保存剂（抗氧化剂）等添加剂。

（3）变质、发霉食物中可能含有的黄曲霉毒素。

（4）高温烟火烧烤食品中含有的苯并芘。

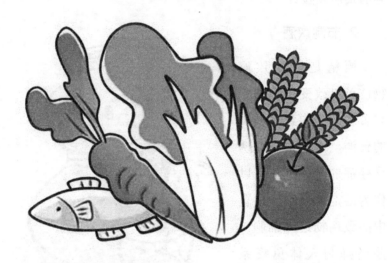

2）日常饮食应以谷类为主，多食蔬菜、瓜果类食物，适当进食富含膳食纤维的食物，常吃豆类及奶类制品，适量食用禽、鱼、蛋、猪肉等。

3）饮食规律，饥饱适当，避免食用过硬、过烫的食物，少食辛辣、刺激、高盐、高糖的食物。

4. 适量运动，保持健康体重

目前已知的许多肿瘤，如乳房（已绝经的妇女）、结直肠、子宫内膜、食管、肾、胰腺等部位的肿瘤都与不充足的体力活动、体重超重有关。经常参加体力活动能增加肌肉力量，减少体内多余脂肪，降低血胆固醇和血压，同时可以缓解紧张的情绪，使一些癌症发生的风险明显降低。

美国癌症协会编写的《癌症预防的营养与运动指南》建议：成人每周至少要参加 150 分钟中等强度运动或 75 分钟高强度运动，儿童和青少年每天至少进行 1 小时的中等强度或高强度运动、每周至少 3 天进行高强度运动，同时应减少坐卧不动的时间，如看电视、使用电脑等活动（表 1-1）。

表 1-1　中等强度和高强度运动

活动类别	中等强度	高强度
休闲	散步、舞蹈、悠闲骑自行车、溜冰、瑜伽	慢跑或跑步、快速骑自行车、重量训练、武术、跳绳、游泳
体育	排球、羽毛球、双打网球	足球、田径、单打网球、篮球、越野滑雪
工作	作为工作内容的步行和举重物（如耕种、维修汽车或机器）	林业、建筑、消防等行业工作

三、警惕肿瘤的早期信号

肿瘤的早期表现常没有特异性，以下都有可能为肿瘤早期信号。对于中老年人群，当出现身体不适时，应及时前往正规医院就医。

（1）长期不明原因的发热和贫血。

（2）长期不明原因的消化不良、腹胀、食欲减退。

（3）长时间对症治疗后未好转的咳嗽和痰中带血。

（4）不正常的出血或分泌物，如中老年妇女出现阴道不规则流血或分泌物增多。

（5）进食时胸口有闷胀烧痛感、异物感。

（6）大便习惯改变或有便血、黑便。

（7）黑痣突然增大或出现破溃出血。

（8）身体任何部位非外伤引起的溃疡，特别是长时间不愈合的。

四、及时治疗癌前病变，合理治疗早期肿瘤

癌前病变是指本身不是癌，但如果未经妥善处理或治疗，在致癌因素的长期作用下，其中一小部分可能发展为癌的疾病状态。

常见的癌前病变有：皮肤慢性溃疡、黑痣等皮肤病变和状态；常发生于肠、胃、食管及子宫颈等部位的息肉；萎缩性胃炎；肝硬化等。

对早期病例进行合适的治疗，可使很多肿瘤患者长期无病生存或治愈。临床实践中，一些早期肿瘤，如早期肺癌、胃癌、结直肠癌、乳腺癌、食管癌及鼻咽癌等的治疗已经取得了可喜的成果，患者 5 年生存率超过 90%。但也有一些早期肿瘤患者因为不及时的治疗或依从性较差，导致肿瘤短期内复发、转移，甚至死亡。

第三节　十大肿瘤细谈

根据国家癌症中心发布的统计数据，从年龄分布看，恶性肿瘤的发病率随年龄的增加而上升。发病率从 40 岁以后开始快速升高，到 80 岁年龄组达到高峰。发病人数分布主要集中在 60 岁以上。

在过去的 10 余年里，恶性肿瘤生存率呈现逐渐上升趋势，目前我国恶性肿瘤的 5 年生存率约为 40.5%，预后较好的肿瘤有乳腺癌（5 年生存率为 82.0%）、甲状腺癌（5 年生存率为 84.3%）和前列腺癌（5 年生存率为 66.4%）等。

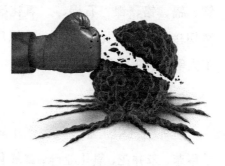

下面，我们将详细介绍肺癌、胃癌、结直肠癌、肝癌、乳腺癌、食管癌、甲状腺癌、宫颈癌、脑癌和胰腺癌这十大肿瘤。

一、肺癌

肺癌位居我国恶性肿瘤发病率、死亡率第一位。男性发病率在所有癌症中列首位，女性发病率仅次于乳腺癌，列第二位。城市和农村肺癌发病率、死亡率均排第一位。

（一）肺癌的诱因

1. 吸烟

吸烟是引起肺癌最常见的原因。全球已有大量研究证实：吸烟是肺癌的最大危险因素。烟草中有 50 多种物质会引起癌症，70%～80% 的肺癌与吸烟（包括二手烟）相关，且吸烟越多，风险越大。戒烟会降低患肺癌的风险，且随着戒烟时间延长，风险逐步降低。

2. 职业致癌因素

橡胶、石油燃料、矿石、建筑粉尘等物质含有氡气、砷、铍、镉、铬、镍、石棉、二氧化硅等化学致癌因素，与之有密切接触的人，比如矿工、冶炼厂工人、橡胶厂工人、建筑工人等患肺癌的风险更高。

3. 空气污染

室外空气中工业废气、汽车尾气等均含有致癌物质，如二甲苯、苯并芘、氧化亚砷、二氧化硫等；室内空气中二手烟、燃料燃烧及烹调过程中释放出的油烟也是肺癌不可忽视的危险因素。

4. 饮食不当与缺乏体力活动

统计表明，喜欢吃煎、炸食物者，患肺癌的风险是常人的 3 倍。成年期新鲜水果和蔬菜摄入量低，肺癌发生风险也会升高。另外有研究表明，中、高强度的体力活动使患肺癌的风险下降 13% ～ 30%。

5. 有癌症病史、癌症家族史

遗传因素与肺癌的相关性逐渐受到重视，有肺癌家族史的人患肺癌的风险会高于无肺癌家族史的人。

6. 结核

美国癌症协会将结核列为肺癌的发病因素之一，结核患者患肺癌风险是正常人群的 10 倍。

7. 电离辐射

电离辐射可以是职业性因素或非职业性因素，包括体外照射和因吸入放射性粉尘和气体引起的体内照射。常规的医疗照射检查尚无证据表明与肺癌相关，不必过于担心。

8. 其他肺部疾病

如慢性阻塞性肺疾病、肺纤维化等，也与肺癌发生有一定关系。

（二）肺癌的高危人群

年龄＞ 40 岁，且至少符合以下一项者，属于高危人群。

（1）吸烟≥ 20 年包，包括戒烟时间不足 15 年。

（2）长期被动吸烟。

（3）有前述职业暴露史。

（4）有恶性肿瘤病史或肺癌家族史。

（5）有慢性阻塞性肺疾病或弥漫性肺纤维化病史。

注："年包"指每天吸烟多少包乘以持续多少年，例如"20年包"指每天1包持续20年或每天2包持续10年。

（三）肺癌的筛查建议

（1）对于符合前述条件的肺癌高危人群，建议前往正规医院进行CT筛查，若查出肺内结节，可根据筛查结果，依照专业医生的建议转至专科医院进行进一步诊疗。

（2）根据国情和效能及我国人群特征，不推荐将正电子发射计算机断层显像（PET-CT）作为肺癌人群筛查的方法。

（四）肺癌的预防方法

（1）不吸烟或戒烟。

（2）对于有前述职业暴露风险的人群，应做好防护措施。

（3）注意避免室内空气污染，比如被动吸烟、明火燃煤取暖、接触油烟等。大气严重污染时，避免外出和户外锻炼。

（4）合理膳食，加强运动。

（5）有呼吸系统疾病者要及时规范地进行治疗。

戒烟　　　健康饮食　避免空气污染　坚持锻炼　　规范治疗

二、胃癌

（一）胃癌的诱因

1. 幽门螺杆菌（Hp）感染

幽门螺杆菌是Ⅰ类致癌物，为胃癌的高危因素。幽门螺杆菌感染者应重点预防胃癌的发生。研究显示，根治幽门螺杆菌感染可以大大降低患胃癌的风险。

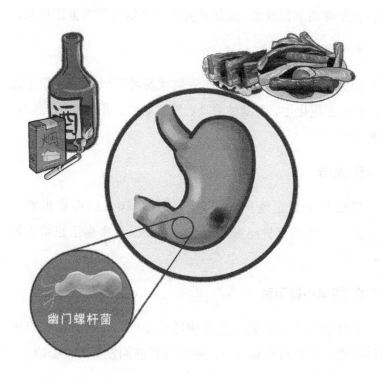

幽门螺杆菌

2. 饮食因素

长期不良饮食习惯会给一些致癌物质"可乘之机"。与胃癌相关的饮食结构有以下几个基本特点：高盐、高淀粉、高脂、少食新鲜水果和蔬菜、常食用咸菜及腌制烟熏食物等。

3. 饮酒与吸烟

饮酒与胃癌的发生有密切关系，一般认为饮烈性酒的危险性高于啤酒等低度酒。大量研究表明吸烟与胃癌呈正相关。

4. 癌前病变

包括与胃癌相关的胃良性疾病或易转变成癌的病理学变化，如肠上皮化生、萎缩性胃炎、异型增生、胃溃疡、胃息肉、残胃炎等。

5. 遗传

胃癌在部分家族中显示有聚集性。10%的胃癌患者具有家族史，而具有胃癌家族史者，胃癌发病率高于正常人群 2～3 倍。

6. 精神心理因素

长时间过大的精神压力可能通过心理—生理作用使自主神经失调，降低自身免疫力，进而对胃癌的发生产生影响。

（二）胃癌的高危人群

有以下情况之一者，均属高危人群。

（1）年龄大于 60 岁。

（2）幽门螺杆菌感染。

（3）患有中重度萎缩性胃炎、慢性胃溃疡、胃息肉或胃黏膜巨大皱褶症。

（4）良性疾病术后残胃（术后 10 年）或胃癌术后残胃（术后 6 ～ 12 个月）。

（5）明确有胃癌或食管癌家族史。

（6）恶性贫血。

注：胃癌的高危人群应根据医师建议定期做胃镜检查。

（三）胃癌的预防方法

（1）保持健康的饮食习惯和饮食结构，不暴饮暴食，减少食用生冷、辛辣、过热、过硬的食物及熏制、腌制等高盐食物。

（2）根除幽门螺杆菌感染。

（3）戒烟限酒。

（4）放松心情，合理减压。

健康饮食　　　规范治疗　　　戒烟　　　限酒　　　调节情绪

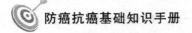

三、结直肠癌

（一）结直肠癌的诱因

1. 不良饮食习惯

过多摄入高脂肪食物或红肉（例如猪肉、牛肉、羊肉、兔肉等所有哺乳动物的肉），而摄入膳食纤维不足为重要因素。近年来发现肠道菌群紊乱也参与结直肠癌的发生发展，而肉多菜少，饮食过热、过冷、过咸、辛辣，以及滥用抗生素等均会影响肠道菌群平衡。

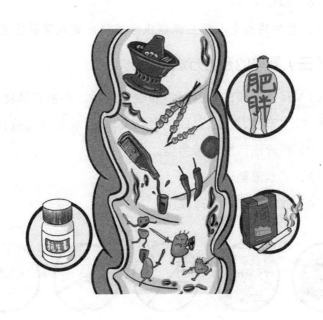

2. 有家族史或相关病史

有结直肠癌家族史，或有结直肠腺瘤（结直肠癌最主要的癌前病变）、炎症性肠病、林奇综合征等遗传性疾病病史。

3. 其他高危因素

长期吸烟及过度饮酒、肥胖、年龄 >50 岁、有盆腔放疗病史、大便隐血阳性等。

（二）结直肠癌的高危人群

有以下情况之一者，均属高危人群。

（1）40 岁以上且持续两周以上出现肛肠症状。

（2）长期患有溃疡性结肠炎。

（3）大肠腺瘤治疗后或大肠癌手术后。

（4）直系亲属患有大肠癌，或年龄在 20 岁以上且直系亲属患有家族性腺瘤性息肉病（FAP）和遗传性非息肉病性结直肠癌（HNPCC）。

（5）年龄大于 45 岁。

注："肛肠症状"指有以下任意症状：大便习惯改变（便秘、腹泻等）；大便形状改变（大便变细）；大便性质改变（便血、黏液便等）；腹部固定部位疼痛。

"直系亲属"指配偶、父母、子女、祖父母、外祖父母、孙子女、外孙子女、亲兄弟姐妹。

（三）结直肠癌的筛查建议

（1）40岁以上有症状的高危人群，如果经两周对症治疗没有缓解，应及时前往正规医院进行肛门直肠指检、大便隐血试验等检查，根据检查结果在医生指导下进行其他检查或治疗。

（2）40岁以上无症状高危人群，每年接受一次大便隐血试验检查，若隐血试验阳性，则进一步做肠镜检查以明确诊断。

（3）对于有相关家族史的高危人群，建议依据实际情况进行基因筛查咨询，必要时可做基因筛查。

坚持锻炼　　　　健康饮食　　　　戒烟　　　　定期检查

（4）45～75岁无症状筛检人群，每年接受1次大便隐血试验检查，每10年接受1次肠镜检查。

（5）粪便或血液的多靶点基因检测可能有助于筛查，可使粪便标本的证据更为充分。

（四）结直肠癌的预防方法

（1）运动可有效减少肿瘤发生，坚持体育锻炼，避免肥胖。

（2）健康膳食，增加粗纤维、新鲜水果摄入，避免高脂高蛋白饮食。

（3）戒烟，避免其对消化道的长期毒性和炎性刺激。

（4）高危人群定期进行体检。

四、肝癌

（一）肝癌的诱因

1. 病毒性肝炎

乙肝病毒（HBV）感染是我国肝癌发病的主要因素。肝癌大部分都是由乙肝患者或乙肝病毒携带者病情恶化导致。有研究表明，有乙肝病史的患者较其他患者患肝癌的风险增高10.7倍，其中，病毒携带者患肝癌的风险是健康人群的6.37倍，这表明肝炎与肝癌有着密切的关系。

2. 黄曲霉毒素

霉变食物中含有黄曲霉毒素，长期摄入黄曲霉毒素会破坏人及动物的肝脏组织，严重时可导致肝癌甚至死亡。

3. 肝纤维化

由"酒精肝"和"脂肪肝"等非病毒性肝病进展后导致的肝纤维化、肝硬化亦是肝癌发生的重要危险因素。

4. 其他高危因素

长期接触亚硝胺类、氯乙烯、有机氯农药等化学物质，血吸虫及华支睾吸虫感染,吸入香烟中的尼古丁、多环芳烃等。

（二）肝癌的高危人群

男性 35 岁以上、女性 45 岁以上且至少符合以下一项的属于高危人群。

（1）感染乙型肝炎病毒（HBV）或丙型肝炎病毒（HCV）。

（2）有肝癌家族史。

（3）血吸虫、酒精等任何原因引起的肝硬化患者。

（4）药物引起的肝损伤患者。

肝癌高危人群建议按照以下原则进行筛查。

联合应用血清甲胎蛋白（AFP）和肝脏 B 超检查,每 6个月筛查一次。

（三）肝癌的预防方法

（1）接种乙肝疫苗,慢性肝炎患者尽早接受抗病毒治疗以控制病情进展。

（2）戒酒或减少饮酒。

（3）清淡饮食,减少油腻食物摄入。

（4）避免发霉食物的摄入。

定期检查

限酒

健康饮食

不吃发霉的
黄豆、花生

五、乳腺癌

（一）乳腺癌的诱因

1. 不健康的饮食习惯和生活方式

长期高脂肪食物的摄入、无规律的睡眠等都是乳腺癌的诱因。

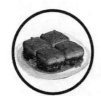 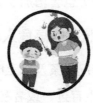 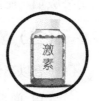

高脂饮食　　　作息紊乱　　　精神因素　　　外源激素

2. 雌性激素

乳腺是多种内分泌激素的靶器官，长期服用外源雌激素、绝经后肥胖等都与乳腺癌的发生有关。男性乳腺肿瘤患者少见，约为女性患者的 1%，这可能与男性雌激素分泌较少有关。这些都表明了雌激素与乳腺癌的发生有直接关系。

3. 遗传因素

包括发病特征、身体素质等因素的遗传，如果一级亲属中有乳腺癌病史者，其发病风险是普通人的 2 ～ 3 倍。

4. 精神抑郁和过度紧张

都市女性面临激烈的竞争，长期巨大的工作负荷、加班熬夜等，会导致情绪上的不稳定乃至抑郁，这些都是乳腺癌的重要致病因素。

5. 其他

月经初潮早（<12 岁）、绝经年龄晚（>55 岁）、不孕、人工流产次数过多、初次足月产年龄晚等均与乳腺癌相关。另外吸烟、肥胖等也会增加发病风险。

（二）乳腺癌的高危人群

符合以下情况 2 条及以上时，应考虑为高危对象：

（1）尚未生育过，或者初次生产时年龄 ≥ 35 岁。

（2）初次月经年龄 ≤ 12 岁，或月经持续时间 ≥ 42 年。

（3）一级亲属在 50 岁前患乳腺癌。

（4）两个以上一级或二级亲属在 50 岁以前患乳腺癌或卵巢癌。

（5）有对侧乳腺癌病史。

（6）经乳腺活检证实为重度非典型增生或乳管内乳头状瘤病。

（7）有胸部放射治疗史（≥ 10 年）。

注："一级亲属"指父母、子女、亲兄弟姐妹；"二级亲属"指叔、伯、姑、舅、姨、祖父母、外祖父母。

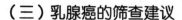

（三）乳腺癌的筛查建议

1. 非高危人群

（1）乳腺自查：20 岁以后每月检查一次。

（2）临床体检：20 ～ 29 岁每三年一次，30 岁以后每年一次。

（3）X 线检查：① 35 岁时，拍摄基础乳腺片，此后每隔一年 X 线检查一次；② ＞ 40 岁，每 1 ～ 2 年 X 线检查一次；③ ＞ 60 岁，隔 2 ～ 3 年 X 线检查一次。

（4）超声检查：30 岁以后每年一次乳腺超声检查。

2. 高危人群

鼓励乳腺自查，20 岁以后每年做临床体检 1 次，30 岁以后建议乳腺超声检查。

（四）"乳腺自查"的方法

1. 最佳时期

月经来潮后一周左右；绝经的妇女可以每月选择一个固定的日子；哺乳期的妇女最好待母乳挤出后再做检查。

2. 看

面对镜子，双手高举，仔细观察乳房的皮肤是否有红肿、破溃等颜色或状态上的改变，乳头是否有回缩、抬起、溃烂或溢液，两侧乳头是否在同一水平线上。若有异常请立即就医。

3.触

站立或平卧，举起右手过头顶，左手食指、中指、无名指并拢，按照顺时针或逆时针方向，从乳房外围起至乳头用指腹缓慢地、仔细地触摸右侧乳房，切勿用手挤捏，以免将正常乳腺组织误认为肿块。最后，用拇指和食指轻挤压乳头观察有无乳头排液。若发现乳房有肿物，或乳头有浑浊的或血性液体溢出时，请立即就医。另一侧乳房运用同样的方法进行自查。

4.腋下淋巴结触诊

乳房检查完毕后，还应以相同的手法对双侧腋下的淋巴结进行触诊，若有淋巴结肿大请立即就医。

（五）乳腺癌的预防方法

（1）调节精神压力，适当休闲娱乐，学会向他人倾诉。

（2）合理营养，少吃高脂、含雌激素的食物。

（3）保持规律的作息，少熬夜。

（4）坚持锻炼，保持健康体重。

（5）适时生育，提倡母乳喂养。

（6）参加乳腺筛查，定期体检。

（7）对有家族病史的女性，可遵医嘱进行预防性的药物治疗。

调节情绪　　健康饮食　　健康作息　　坚持锻炼　　定期检查

六、食管癌

（一）食管癌的诱因

食管癌典型的症状为进行性吞咽困难，先是难以下咽干的食物，进而是半流质食物，最后连水和唾液也不能咽下。食管癌的发生主要与以下因素相关。

1. 食用腌制或霉变食物

腌制的食品大多数都含有一种化合物——亚硝酸盐，而霉变食物中的真菌易产生黄曲霉毒素、亚硝胺等致癌物质。长期食用以上食物会对食管黏膜造成化学损伤，诱发细胞癌变。隔夜菜中也含有较多的亚硝酸盐，应避免食用。

2. 食用刺激性食物

食用过硬、过烫、辛辣的食物，或进食速度过快，都会引起食管黏膜慢性炎症，将增加患食管癌的概率。

3. 微量元素摄入不足

摄入新鲜水果、蔬菜以及动物蛋白过少，会使营养失去平衡，患食管癌的概率会随之增加。缺乏钼、锌、硒等微量元素，以及维生素 A、维生素 B_2、维生素 C、维生素 E、叶酸等维生素是食管癌的危险因素。

4. 吸烟与饮酒

相关数据统计发现，长期大量喝烈酒的人患食管癌的风险会比不喝酒的人高出 10 倍，吸烟也会大大增加患食管癌的风险。

5. 口腔不洁

创伤和口腔不洁都有可能加大患食管癌的风险。

6. 慢性食管疾病

胃食管反流病、腐蚀性食管灼伤和狭窄、贲门失弛缓症、食管憩室等慢性食管疾病引起的炎症，均可导致食管癌发生率增高。

7. 遗传因素

食管癌发病常表现为家族倾向。高发区有阳性家族史者达 25% ～ 50%。

注：我国食管癌高发区为河南、河北和山西三省交界的太行山地区，特别是河南林县和辉县、山西阳城、河北磁县等区域，这些地区的食管癌发病率和病死率均明显高于世界平均水平。

（二）食管癌的高危人群

年龄 >40 岁，并符合以下任一项危险因素者：

（1）来自食管癌高发区。

（2）有上消化道症状，如恶心、呕吐、腹痛、反酸、进食不适等症状。

（3）有食管癌家族史。

（4）患有食管癌前疾病或癌前病变。

（5）具有其他高危因素如吸烟、过量饮酒、头颈部或呼吸道鳞癌等。

（三）食管癌的预防方法

（1）避免摄入过硬、过烫、辛辣等刺激性食物，若食物温度过高要凉一凉再吃。

（2）不吸烟或戒烟。

（3）不过量饮酒或不饮酒。

（4）合理营养搭配，多食用新鲜水果蔬菜。

（5）增强运动，保持健康体重。

拒绝过烫食物　　戒烟　　限酒　　健康饮食　　坚持锻炼

七、甲状腺癌

（一）甲状腺癌的诱因

1. 电离辐射

电离辐射是目前最为明确的甲状腺癌致癌因素。甲状腺是对电离辐射较为敏感的器官，调查数据显示，儿童因其他癌症接受头颈部放射治疗后，未来患甲状腺癌的风险将增加。对于 CT、X 线等放射检查，如果短时期频繁接受这些检查，特别是儿童，可能增加风险，但一般的常规 CT 或 X 线检查不会引起癌变，不必过于担心。

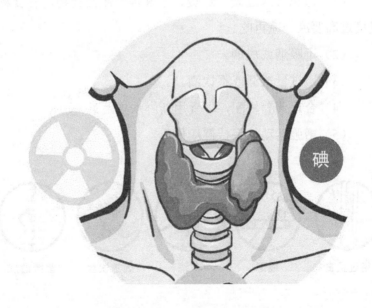

2. 缺碘

缺碘会刺激促甲状腺激素（TSH）分泌，可能增加甲状腺癌的发病风险，而且主要与间变或未分化型甲状腺癌的发病相关，甲状腺未分化癌常发生于碘缺乏的甲状腺肿瘤高发地区。

3. 遗传因素

家族遗传因素也是甲状腺癌的可能危险因素，特别是甲状腺髓样癌，约 20% 的甲状腺髓样癌有家族史。

4. 女性

雌激素可能通过促进促甲状腺素分泌而增加甲状腺癌风险，因此女性更易患甲状腺癌。

（二）甲状腺癌的高危人群

凡有下述情况之一者，均为高危对象：

（1）童年时期有过头颈部放射线照射史或放射线尘埃接触史。

（2）由于其他疾病，头颈部进行过放疗。

（3）有分化型甲状腺癌（DTC）、甲状腺髓样癌、多发性内分泌腺瘤病 2 型（MEN2 型）、家族性多发性息肉病或某些甲状腺癌综合征的病史或家族史。

（4）甲状腺有 >1cm 的结节，且结节生长迅速，或出现持续性声音嘶哑、发声困难、吞咽困难或呼吸困难等症状，或颈部淋巴结肿大。

（5）女性，尤其是育龄期的女性。

（三）甲状腺癌的筛查建议

（1）一般人群。

目前没有用于甲状腺癌早期检测或常规筛查的标准试验，建议按以下原则进行筛查。

临床颈部体检：20 ～ 29 岁每 2 ～ 3 年一次，30 岁以后每年一次。

颈部超声检查：30 岁后每年一次（包括甲状腺、颈部、锁骨上）。

（2）甲状腺癌高危人群。

颈部超声（包括甲状腺、颈部、锁骨上）检查，每年一次。

（3）女性孕前和哺乳期结束时，建议分别进行一次颈部超声检查。

（四）甲状腺癌的预防方法

（1）避免头颈部放射线照射和放射性尘埃接触。

（2）放射工作者注意做好辐射的屏蔽防护和距离防护。

（3）健康生活，合理饮食，增加运动。

（4）合理疏导不良情绪。

（5）若发现颈部出现有不明原因的结节应及时去医院检查。

辐射防护

健康饮食

调节情绪

定期检查

八、宫颈癌

（一）宫颈癌的诱因

宫颈癌是最常见的妇科恶性肿瘤之一。原位癌高发年龄为30～35岁，浸润癌高发年龄为45～55岁，近年来其发病率有年轻化的趋势。目前，由于宫颈癌筛查的普及，许多早期宫颈癌和癌前病变得到了发现和治疗，导致宫颈癌的发病率和死亡率明显下降。

1. 人乳头瘤病毒（HPV）感染

目前已知的 HPV 有 160 多种型别，其中 40 多种与生殖道感染有关，13～15 种与子宫颈癌发病密切相关，后者被称为高危型，约 99% 以上的子宫颈癌与高危型 HPV 感染相关。

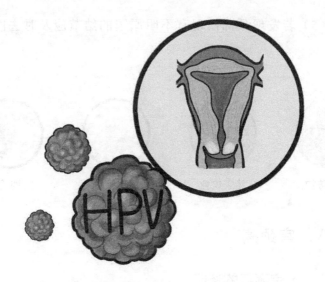

2. 性行为及分娩次数

多个性伴侣、初次性生活小于 16 岁、早年分娩、多产等与宫颈癌发生有关。

3. 其他

有性传播疾病史，长期服用口服避孕药，免疫力低下，衣原体、单纯疱疹病毒、滴虫等病原体感染史及吸烟可增加感染 HPV 风险。屏障避孕法（如避孕套）对预防 HPV 感染有一定作用。

（二）宫颈癌的高危人群

（1）HPV 感染。

（2）性生活过早或有多个性伴侣。

（3）免疫功能低下。

（4）有宫颈病变史的女性。

（三）宫颈癌的筛查建议

已婚或有 3 年及以上性生活史的女性都建议按如下原则进行筛查。

（1）21 ～ 29 岁采用宫颈细胞学检查，连续筛查 3 年无异常后，每 3 年一次。

（2）30 ～ 65 岁：①采用宫颈细胞学检查，连续筛查 3 年无异常后，每 3 年一次；②或采用高危型 HPV 与宫颈细胞学联合筛查，连续筛查 3 年无异常后，每 5 年一次。

（3）筛查结束时间：①>65 岁且既往多次检查均示阴性，则结束筛查；②若曾诊断为高度鳞状上皮内病变（HSIL）病史者，再持续筛查 20 年，筛查频率视病情定。

（4）接受过子宫全切术的女性（无宫颈），且过去 20 年里未曾有中度至高度上皮内瘤变、原位癌或癌症的女性，不需要检查。

（5）接种过 HPV 疫苗的女性，与未接种疫苗的女性一样按照以上建议进行筛查。

（四）宫颈癌的预防方法

（1）接种 HPV 疫苗。子宫颈癌的最高危因素为 HPV 持续感染，大约 80% 的女性一生中至少会感染一次 HPV。

（2）发现早期症状如阴道流血、排液等应及时去医院就诊。

（3）注意阴部卫生，穿着透气棉内裤防止霉菌的产生。

（4）坚持安全与健康性行为。

（5）及时治疗生殖道感染疾病。

（6）增强体质。

注射HPV疫苗　　　安全性行为　　　定期检查　　　规范治疗

（五）HPV 疫苗小知识

1. HPV 是什么？为什么要打 HPV 疫苗？

HPV 是人乳头瘤病毒，已知的 HPV 型别有 150 多种，分为高危型（15 种）和低危型，绝大多数的宫颈癌与高危型 HPV 持续感染有关，高危型中 HPV16、HPV18 导致的宫颈癌占 71%。

HPV 疫苗是预防宫颈癌的终极策略。我们可以通过接种 HPV 疫苗来预防 HPV 感染，减少宫颈癌的发生。

2. 去哪接种？接种几次？

可以前往当地的社区医院、疾控中心等机构进行预约接种。

疫苗共需接种 3 剂。具体间隔时间请按照接种机构的建议执行。

3. 疫苗的种类有哪些？适宜接种的年龄是几岁？

HPV 疫苗的最佳接种年龄为 9 ～ 14 岁。当然，9 ～ 45 岁的女性只要 HPV 检测阴性都可接种疫苗。具体如表 1-2 所示。

表 1-2　疫苗最佳接种年龄

疫苗类型	二价	四价	九价
可预防的 HPV 亚型	16/18	6/11/16/18	6/11/16/18/31/33/45/52/6
适用人群	9 ～ 45 岁女性	20 ～ 45 岁女性	9 ～ 26 岁女性
功效	可预防 70% 的宫颈癌	可预防 70% 的宫颈癌和 90% 的尖锐湿疣	可预防 90% 的宫颈癌，85% 的阴道癌，80% 的宫颈癌前病变以及 90% 的尖锐湿疣，95% 的肛门癌

4. 哪些人群不推荐接种？

（1）患有急性疾病（急性传染病、急性阑尾炎等）、严重慢性疾病（重度高血压等）、处在慢性疾病发作期或出现发热的人群，应暂缓接种。

（2）对有未控制的癫痫和其他进展较快的神经系统疾病的患者不推荐接种。

（3）妊娠期间不推荐接种，若已经或准备妊娠，建议推迟或中断接种。

（4）哺乳期妇女不推荐接种。

九、脑癌

（一）脑癌的诱因

脑癌有不同的类型，有些类型生长缓慢，有些类型生长非常迅速。随着脑癌的生长，它可侵犯脑的正常组织，造成正常组织受压迫，从而引起各种各样的症状。很多时候，脑癌首次发生的症状是癫痫发作，主要表现为发作性的不省人事、四肢抽搐、僵硬等。脑癌的致病因素有以下几点。

1. 遗传因素

如神经纤维瘤病、血管网状细胞瘤、视网膜母细胞瘤等有家族遗传倾向的疾病，这些病经常发生在一个家族的几代人中。

2. 电离辐射

电离辐射能增加脑部肿瘤的发病率，如肿瘤的放射治疗、核辐射等。至于手机、电脑辐射，甚至脑外伤，目前都没有充分证据表明这些因素与脑癌的发生有因果关系。

3. 化学致癌物质

芳香烃类化合物、亚硝胺类化合物等化学物质，例如石油、氯乙烯等的长期接触可能诱发动物产生脑癌。

4. 致瘤病毒

绝大部分的胶质母细胞瘤病理标本都发现有巨细胞病毒感染的证据。

（二）脑癌的筛查建议

脑癌的十大早期信号。

（1）头痛。常常清晨发作，较剧烈，起床轻度活动后逐渐缓解或消失。

（2）喷射状呕吐。

（3）视觉障碍。如视力模糊等。

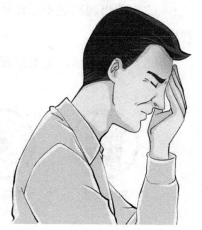

（4）精神异常，常常表现为兴奋、躁动、忧郁、压抑、遗忘、虚构等。

（5）单侧肢体感觉异常，如痛觉、温觉、震动觉减退或消失。

（6）幻嗅。

（7）运动功能失常，如偏瘫或走路时跟跄、呈醉酒步态。

（8）耳鸣、耳聋，多表现为在打电话时，一耳能听到，另一耳听不到。

（9）巨人症。早期表现主要为成年期体格、内脏普遍性肥大，食欲亢进等。

（10）幼儿发育停止。

重视以上早期信号，到神经内科或相关科室（眼科、耳鼻咽喉科、神经外科等）进一步检查。

（三）脑癌的预防方法

（1）尽量避免经常性的染发和永久性染发，因其中含有的某些化学物质会对头皮等组织造成损伤。

（2）若出现前述不适症状应及时去医院就诊，与其他精神性疾病辨别。

（3）健康生活，避免熬夜；加强锻炼，合理饮食。

避免染发

定期检查

健康作息

十、胰腺癌

（一）胰腺癌的诱因

1. 长期大量吸烟

为确定及可逆的危险因素，戒烟20年后其风险可降至与正常人群相同。

2. 肥胖

身体质量指数（BMI）>35 kg/m^2 的人群，患病风险增加50%。

3. 慢性胰腺炎病史

尤其是家族性胰腺炎的患者。

4. 长于10年的糖尿病病史

较正常人的发病风险增加50%。

5. 性别

男性以及绝经期后的女性较其他群体的胰腺癌发病率更高。

6. 某些遗传性疾病

如黑斑息肉综合征、家族性腺瘤息肉病等。

7. 其他

如幽门螺杆菌（Hp）阳性、有口腔牙周炎史，可增加患胰腺癌的风险。

注：BMI= 体重（kg）/ 身高^2（m^2）。

（二）胰腺癌的高危人群

40 岁以上，伴有以下任意一项者：

（1）有胰腺癌家族史、糖尿病史。

（2）有长期吸烟、饮酒、高脂肪和高蛋白饮食史。

（3）出现无明显诱因的中上腹饱胀不适、腹痛、食欲不振、乏力、腹泻、消瘦或腰背部酸痛等症状。

（4）慢性胰腺炎反复发作，尤其当合并胰管结石时。

（5）患有主胰管型黏液乳头状瘤、黏液性囊性腺瘤或实性假乳头状瘤等疾病，且有血清 CA199 升高。

（6）无家族遗传史的新近突发糖尿病患者。

（三）胰腺癌的早期表现

虽然早期胰腺癌没有特殊症状，但是患者的早期表现通常有：

（1）胃的周围和背部有酸痛感。

（2）长期未知原因的腹部不适感。

（3）没有食欲，体重减轻。

（4）皮肤和巩膜开始变黄。

（5）身体发痒。

（6）小便颜色深。

在日常生活中若发现有相应症状应及时就医。

（四）胰腺癌的筛查建议

1. 筛查手段

以 CA199 等肿瘤标志物的血检结果结合腹部 CT、MRI 进行筛查，B 超也能提供相应的帮助。

2. 筛查时间间隔

高危人群尤其是有家族史者和已有胰腺病变者，建议每年进行一次 CT 或 MRI 检查。

（五）胰腺癌的预防方法

（1）戒烟、限酒。

（2）提倡清淡饮食，尽量食用易消化、低脂肪的食物。

（3）多食禽类、鱼虾类食物，提倡食用十字花科蔬菜，如青菜、白菜、萝卜、西蓝花等。

（4）提倡户外有氧活动。

（5）为防止良性病变恶化，有胰管结石、导管内黏液乳头状瘤和囊性腺瘤等胰腺良性病变患者应及时就医。

戒烟　　限酒　　健康饮食　　坚持锻炼　　定期检查

第二篇 肿瘤的复发与转移

第一节 肿瘤的复发与转移知识问答

一、肿瘤复发的定义

肿瘤复发是指被控制住的肿瘤重新在原发器官上出现，或者肿瘤从原发部位侵入淋巴血管或体腔，迁移到他处继续生长（即转移），形成与原发肿瘤相同类型的肿瘤。有些肿瘤会在首次治疗过后的几个月或几年后复发。

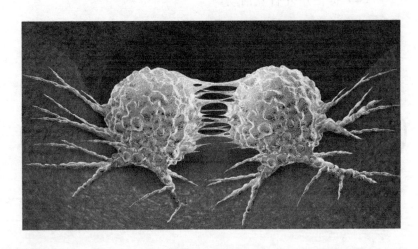

二、肿瘤复发的原因

1. 癌症体质未改变

患者身体的细胞分化调节机制问题并未改变，癌细胞生存的环境没有改变。

2. 治疗不规范彻底

癌症患者体内长期存在癌细胞，手术、放疗、化疗虽消灭了体内绝大部分癌细胞，但患者体内一般仍存有 100 万左右 G0 期（此时癌细胞不发生分裂但仍有分裂能力）的癌细胞，这类癌细胞是导致肿瘤复发的原因之一。

3. 免疫力低

要阻止癌症复发，就要在治疗后提高免疫力，重建机体免疫监护功能，修复人体调控功能。

4. 生活方式不健康

有的癌症患者在经历了一系列治疗后，又开始抽烟、喝酒、熬夜等，这些都可能导致癌症复发。

三、如何预防肿瘤的复发与转移

1. 规范的化疗和放疗，减少肿瘤的播散

化疗和放疗在有效杀死肿瘤细胞的同时也会杀伤正常细胞，带来不同程度的副反应，肿瘤患者常因副反应较大而终

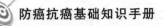

止放化疗，或通过减少剂量来减轻副反应。然而随意减少化疗的计量或放疗的次数，都对治疗疗效有很大的影响。要减少肿瘤的复发就要做到以下两点。

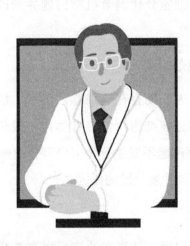

（1）选择专业的肿瘤科医院就诊，这样在疗效、费用、安全等各方面都比较有保障。

（2）采取综合治疗方案，严格遵循专科医生的治疗意见，可以尽可能降低癌症复发转移的概率，减少癌症带来的伤害。

2. 改善内环境，调整不良习惯

（1）注意均衡营养。肿瘤本身是一种消耗性疾病，再加上手术、放化疗等治疗手段，都对患者的营养状况和免疫功能造成了不同程度的损伤。故应忌辛辣、生冷、酒、油炸及荤腥厚味的食物，且要比健康人增加摄入大约 20% 的蛋白质及热量，即需进食肉、奶、蛋等以保证均衡饮食。

（2）中医药治疗。有研究表明肿瘤手术治疗后进行中医药治疗可以有效预防肿瘤复发和转移。具有扶正培本、清热解毒作用的中药作用良好，且中药低毒，适合长期抗复发／转移治疗。

（3）加强身体锻炼。常言道"生命在于运动"，肿瘤患者可结合自身身体状况，进行适当的锻炼，如打太极拳、慢跑、做瑜伽等，以提高机体的免疫功能，减少肿瘤复发的概率。

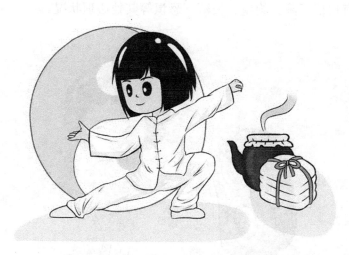

（4）消除或避免肿瘤的诱因，积极治疗肿瘤相关原发病。如肺癌——戒烟，烟草中的有害物质如尼古丁与肺癌、胃癌发生均密切相关；肝癌——积极治疗肝炎病毒感染，戒酒，勿食用霉变食物（大米、花生）；胃癌——少食腌制、油炸食物，及时治疗幽门螺杆菌感染；结直肠癌——减少高热量、高油脂食物的摄入；食管癌——少食刺激、过烫食物。

3. 保持愉悦的心情，进行适当的心理疏导

（1）心理因素与肿瘤复发和转移密切相关。长期的负面情绪通过神经——内分泌——免疫网络使机体免疫力下降，增加肿瘤的复发或转移的概率。正如中医说的"七情伤脾胃、郁而生痰，痰与气搏""肝脾郁怒，气血亏损，名曰乳癌"。

（2）肿瘤患者容易产生焦虑、绝望等负面情绪。研究表明肿瘤患者焦虑与抑郁的发生率分别为 76.6%、63.07%，可伴有自信下降、绝望、失落、恐惧等其他心理状况。

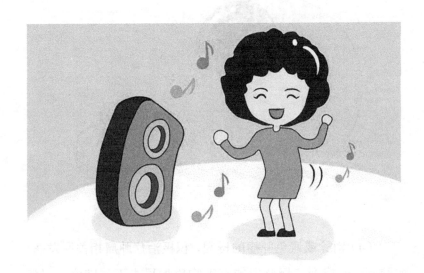

4. 定期复查

（1）注意观察自己身体的状况和变化，及时发现微小信

号。如原来的病灶部位及附近出现新生的肿物、结节和破溃等，或有疼痛的感觉；自身各部位的淋巴结出现肿大，如颈下、锁骨上下、腋窝、腹股沟等部位；全身的变化，如出现逐渐加重的食欲不振、体重减轻、乏力、贫血、不明原因发热（癌瘤热）等现象。如出现以上情况，请务必及时去医院全面复查，以便及早发现和治疗。

　　（2）复查时机。术后 1～2 年每隔 3 个月进行全面检查（尤其是 1 年内肿瘤复发 / 转移率较高）；术后 2～3 年每隔半年进行全面检查；术后 3 年以上可每隔一年复查。

　　（3）复查项目。血液指标检查如血常规、大生化、肝肾功能、电解质、肿瘤标记物、凝血功能、尿常规、大便常规等；影像学检查如 CT、磁共振、骨扫描等，必要时行 PET-CT，消化道肿瘤还需行消化内镜检查，头颈部肿瘤需行鼻咽镜、喉镜检查。

第二节　运用中医药防治肿瘤转移

一、中医药防治肿瘤转移原则

（一）改变癌毒特性，减少体内癌毒

　　中医认为发生肿瘤的根本病因是体内癌毒的存在，而癌毒的残存是造成转移的根本病因。临床上常用以毒攻毒及清

热解毒类中药杀灭癌毒，完全彻底地杀灭癌细胞是十分困难的，但是可以最大限度地杀灭癌细胞，减少体内癌细胞的数目，对于防止转移具有十分重要的作用。

（二）整体调控机体，提高抗癌能力

在治疗的过程中坚持用中医药扶正治疗，可提高机体的正气或抗癌力，对防止肿瘤转移及长期存活起到重要作用。健脾理气药物在扶正培本预防肿瘤转移中具有核心作用，一方面固摄正气，防止正气耗散；另一方面固摄癌毒，防止和减少癌毒的扩散与转移。实际运用中主张将固摄法与扶正解毒法结合起来，全面发挥中医药抗肿瘤及抗转移的作用。

（三）改善病理瘀滞，阻断转移途径

癌毒本身具有善于增殖结块的特征，瘀滞是癌毒扩散和转移的适宜土壤和环境，因此改善瘀滞对于阻断转移至关重要。活血化瘀类中药可以改善肿瘤血液高凝状态，通过促纤溶、抑制血小板聚集，减少癌栓形成；燥湿类中药可缓解组织水肿；软坚散结类中药可通过多种途径抑制癌细胞，阻止新生癌灶产生。

二、中西医结合治疗肿瘤策略

中西医结合治疗肿瘤策略是指肿瘤经过手术、放疗、化疗等主体治疗取得疗效后，为了达到根治或延长生存期所采

取的治疗措施，巩固其治疗效果。
包括中医药巩固治疗和中医药维
持治疗。

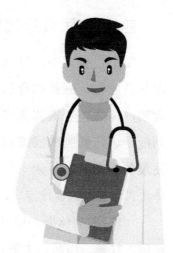

（1）中医药巩固治疗是指肿
瘤术后、放化疗等主体治疗后给
予辨证和辨病治疗，目的是防治
肿瘤转移、复发，延长生存期。

（2）中医药维持治疗是指对
病情稳定的带瘤患者的后续中医
药治疗，目的是维护机体内环境的平衡，最大程度延长病情
稳定时间。

三、中医药巩固治疗

1. 术后需要化疗，因体质问题无法进行或完成化疗的患者

建议术后 2～3 年采用辨证中药＋抗癌中药注射剂联合
治疗。

术后 3～5 年病情稳定，可采用单纯辨证中药汤剂＋中
成药。

2. 完成主体治疗的患者

术后 2～3 年采用单纯辨证中药汤剂＋中成药为主。

术后 3～5 年病情稳定可以减量或者按照季节服用中药。

四、 中医食疗辅助治疗

在中医食疗中，宜选用补益脾胃、滋补强身的食物，提高患者机体免疫功能，达到抑制肿瘤细胞发展的作用。以下为不同体质患者推荐的食疗方案。

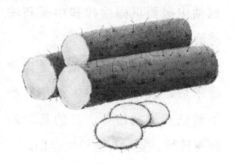

（1）久病体虚、年老体弱、营养不良者：桂圆、鱼肉、猪肉、甘薯、山药、大枣、蜂蜜等。

（2）肿瘤手术失血、化疗后骨髓抑制者：猪血、阿胶、马奶、羊奶、鸡蛋、牛肝、龙眼肉、章鱼等。

（3）久病耗损阴津者、热毒内蕴者：绿豆、苦瓜、冬瓜、马齿苋。

（4）久病情志抑郁不舒者：杏仁、白萝卜、柑橘、大蒜、生姜、陈皮、桂皮、丁香、韭菜、洋葱、银杏、柠檬、柚子等。

（5）癌栓形成或血栓性静脉炎者：鹅血、鳖鱼、桃仁、油菜、黑大豆、黑木耳等。

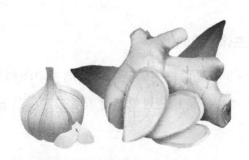

第三篇　肿瘤患者的心理防护

第一节　关注肿瘤患者的心理健康

一、肿瘤患者群体基础心理状态具有特殊性

普通大众对"癌症是不治之症"有着根深蒂固的错误观念，这导致肿瘤患者在癌症治疗过程中往往感到痛苦和绝望，加上经济压力、肿瘤治疗手段带来的身体上的不适、患病后生活习惯的改变等因素，共同造成了肿瘤患者不太良好的心理状态。

研究发现，肿瘤患者本身出现抑郁和焦虑的比例分别高达 20% 和 10%，发生心理障碍的风险是普通人的数倍。

二、良好的心理状态是肿瘤治疗的重要环节

肿瘤的形成和发展与人体免疫系统、内分泌系统的功能有着密切关系，当压力增大、不良情绪占据我们的头脑时，往往会造成免疫功能低下、内分泌紊乱，不利于肿瘤的康复，因此肿瘤患者保持积极乐观的心态有着十分重要的意义。

第二节 肿瘤患者可能的不良情绪和表现

一、肿瘤患者主要心理反应

肿瘤患者主要心理反应可分为四个阶段：恐惧否认期、愤怒不甘期、抑郁绝望期、平静适应期。

1. 恐惧否认期

得知自己患病后，对肿瘤可能带来的后果不能接受，并通过否认诊断结果来缓解内心的恐惧，此时可能出现辗转多地求医的行为。

2. 愤怒不甘期

接受患病的事实，但无法理解为什么偏偏是自己得了肿瘤，开始怀疑人生，此时可能会拒绝治疗，甚至对身边的人出现攻击行为。

3. 抑郁绝望期

开始治疗，但治疗的不良反应、经济压力、生活状态的改变等因素导致内心处于极度压抑之中，同时总是担心治疗效果不好或者肿瘤复发，此时精神状态十分糟糕，易出现睡眠障碍。

4. 平静适应期

逐渐适应肿瘤患者的身份，或是主动了解病情发展，积极配合治疗；或是被动接受治疗，但不再恐惧死亡。

二、肿瘤患者可能出现的不良情绪和表现

1. 抑郁

这是肿瘤患者最常见的精神症状。轻者出现安静、反应迟钝、情绪低落等表现，重者则常表现为持续的紧张不安、注意力和记忆力减退、失眠（早醒为主）等症状，甚至精神崩溃、自杀。

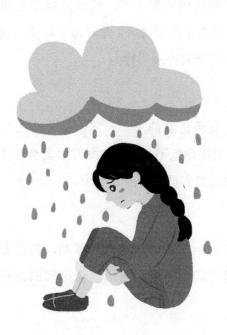

2. 恐惧

低估了肿瘤的治愈率，视其为不治之症，或是恐惧肿瘤引发的疼痛等不良反应，导致内心惊恐不安。常常表现为寒战、心悸、呼吸急促等，有可能出现冲动行为。

3. 焦虑

对肿瘤的治疗效果十分不确定，加之经济压力等现实因素，导致大部分患者会产生焦虑的情绪，会有坐立不安、注意力难以集中、对环境刺激过于敏感等表现，可出现血压升高、心跳加速、胸闷、头疼等症状。

4. 绝望

当疗效没有达到预期水平、病情持续加重或伴有难以忍受的疼痛时，易产生绝望情绪，此时患者可能出现拒绝治疗、拒绝进食、拒绝交流等极端行为。

5. 愤懑

由于不能接受患病的事实，常常不甘心地想"为什么偏偏是自己"，责怪命运不公。患者此时可能会产生攻击行为，将怒气转移到医护人员或者家人身上。

6. 消极

由于肿瘤的治疗效果没有达到预期，或是无法忍受治疗的不良反应等原因，患者可出现悲伤抑郁的消极情绪，表现为情志低落、兴趣缺乏、食欲不振等，常伴有睡眠障碍。

7. 自责

对因自己患病而给家人带来的经济压力和生活负担十分内疚，渴望家人多关心自己，又害怕给他们带来困扰，从而陷入自责中。自责的情绪若没有得到及时的排解，可发展为悲伤、孤独、绝望等负面情绪。

8. 孤独

由于消极情绪的影响，患者可能会逐渐倾向于封闭自己，拒绝与人交流，又由于肿瘤治疗的过程漫长，可能使患者脱离原来的生活轨道，最终导致孤独感越来越重。

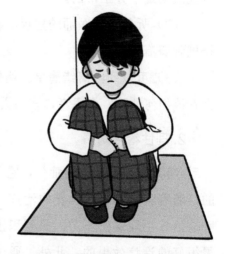

需要注意的是，并非所有肿瘤患者都会经历以上四个心理反应阶段，也并非所有肿瘤患者都会出现以上不良情绪和表现，这些都与肿瘤患者的自身性格特点、病情轻重程度和家庭环境条件等因素相关。

任何人出现轻度的不良情绪都是很正常的，但是如果不及时调整，任其发展，则会给患者的身心健康带来极大不良影响。

第三节　肿瘤患者积极调整自己的心理状态

1. 接纳不可避免的焦虑、抑郁等情绪

（1）理解抗癌过程中所出现的困难，明白面对疾病出现心理波动是十分正常的。

（2）听从主治医师的建议，根据病情的轻重缓急合理安排抗肿瘤治疗。

（3）可以列出情绪清单。例如，我是否存在焦虑？为什么？该如何消除？多思考，多与人沟通，积极解决问题。

2. 理性看待病情

（1）癌症已非"绝症"，它是一种慢性病，是可防可控的。随着医学的进步，靶向治疗、免疫治疗、差异化治疗等肿瘤治疗手段层出不穷，只要积极治疗，很多癌症是可以取得很好的治疗效果的。此外，通过有效的筛查手段，一些早期的癌症还可以取得治愈的效果。

（2）正因为肿瘤给生活带来困扰，才更不能消极逃避，而要积极治疗，化悲伤为动力，早日脱离眼前的困境。

3. 保持稳定良好的生活习惯

（1）按时休息，规律三餐，保证充足的休息和营养，不

吸烟、不喝酒、不熬夜，让身体保持良好的状态。

（2）多吃新鲜水果、蔬菜等有助抗癌的食物，摄入适量的蛋白质和脂肪，少食辛辣油腻食物。

（3）适当运动，避免整日躺着或坐着，同时也尽量避免剧烈活动。

4. 当消极情绪出现时主动转移注意力

（1）当感受到焦虑、恐惧等负面情绪时，可以利用写日记、阅读、听音乐、适当运动、找人倾诉等方式调整放松自己，保持平静和放松。

（2）可以利用空闲时间发展兴趣爱好，如阅读、写作、手工、烘焙、园艺等。在全身心投入到一件事情中时，会脱离负面情绪，有利于调节心情，同时发展兴趣爱好可以产生巨大的满足感。

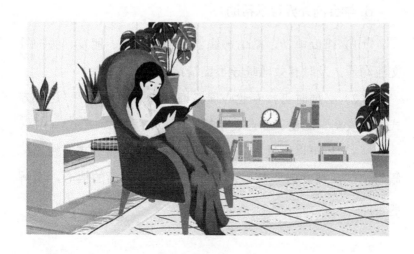

5. 积极了解肿瘤治疗相关知识

（1）通过电视、网络等媒体，了解肿瘤的相关知识，选择性地学习官方新闻报道、官方公众号科普推送等的内容，不轻信非官方渠道信息，这样就不会因为未知而感到惶恐，也能更好配合抗癌治疗。

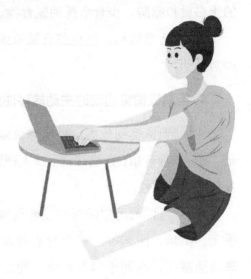

（2）可以跟医生详细地咨询，根据病情掌握更适合自己的抗癌方法。

6. 学会向外界寻求帮助

（1）借助电话、微信等线上平台与家人、朋友、医护等交流沟通，及时有效地疏导不良情绪。

（2）必要时可找专业心理咨询热线干预和治疗。这种方式更加安全、隐秘、专业、便捷、可靠。

（3）还可以尝试和其他病友交流，互相讲述求医经历、倾诉情感，彼此鼓励打气，树立起对积极生活的信心，缓解孤独感。

7. 对生活保持信心

（1）对自己充满信心。回忆自己人生中成功的经历，每天以积极的心理暗示不断宽慰自己，长此以往，有助于树立乐观向上的信念。

（2）相信自己的医生。严格遵循医生制定的诊疗方案，坚持定期复查，不擅自减药停药或是听信"偏方"，主动告知医生自己的困难，共同寻求解决方案。

第四节　肿瘤患者如何调整自己的睡眠状态

一、睡眠障碍

睡眠障碍是指睡眠的质量、时间或节律紊乱。包括入睡困难、睡眠质量差、入睡时间短等。

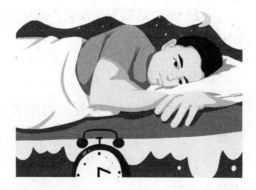

数据调查表明，62.9%的肿瘤患者具有睡眠障碍，而且在肿瘤治疗过程中会持续相当长的一段时间，严重影响肿瘤患者的生活质量。

二、肿瘤患者产生睡眠障碍的可能因素

1. 心理因素

（1）担心：担心疾病得不到最佳治疗或治疗引起的并发症等。

（2）害怕：对肿瘤治疗的结果不确定，害怕面对死亡。

（3）压力：治疗的费用较高，担心给家庭带来负担。

（4）怕失眠：过度担心失眠，结果适得其反，越想入睡就越难以入睡。

2. 疾病因素

（1）癌痛：医学上将因恶性肿瘤引起的疼痛称为"癌痛"。在癌症患者中，70%的晚期患者有疼痛，30%的患者有难以忍受的剧烈疼痛。

（2）治疗后的不良反应：放化疗后的胃肠道反应、口腔炎、皮肤损伤等。

3. 环境因素

（1）陌生环境：需住院治疗者，很难一下适应陌生的环境。

（2）噪声：仪器、护士夜间操作、同病房病友及家属发出的声音等。

（3）光线：护士夜间操作、监护仪等的光亮，楼道的灯光等。

（4）其他：温湿度、空气清洁度、床铺的软硬、枕头的高低软硬等。

4.习惯因素

（1）作息不规律、不良的睡眠习惯等导致睡眠障碍。

（2）酗酒、吸烟、喝过多的浓茶和咖啡等不良习惯也有可能导致失眠。

三、肿瘤患者如何调整睡眠状态

1.心理防护

（1）相信医生，积极配合治疗。

（2）树立战胜疾病的信心，保持乐观的情绪。

（3）学习睡眠相关知识，纠正对失眠的错误认识。

（4）家人的鼓励和支持。

2.病因干预

（1）积极治疗原发病及症状护理。

（2）预防控制并减轻并发症的出现。

（3）必要时按医嘱给予吸氧、止痛、镇静剂和安眠药，以保证

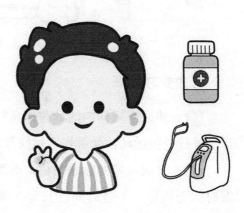

充足睡眠。

3. 改善环境

（1）减少噪声及调节室内光线，对于无可避免的环境，可选用防噪声塞和眼罩。

（2）营造舒适的睡眠环境。如选用更柔软舒适的枕头和床铺、播放轻柔的音乐助眠，勤打扫房间和开窗通风等。

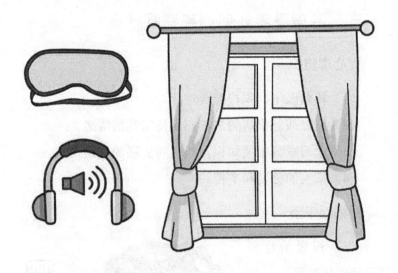

4. 改变习惯

（1）建立有规律的活动和休息时间：根据病情白天可以适当进行一些运动，如散步、做操等，利于夜间入睡。

（2）养成良好的睡眠习惯，改变不良的睡眠习惯，如睡眠时间无规律，午睡时间过长等；睡前不喝浓茶、咖啡等刺激性饮品或从事兴奋的活动；睡前排空小便，用温水泡脚或沐浴，可以促进睡眠。

（3）多食有助于改善睡眠的食物，如乳制品、核桃、杏仁、豆制品等。

（4）戒烟、限酒。

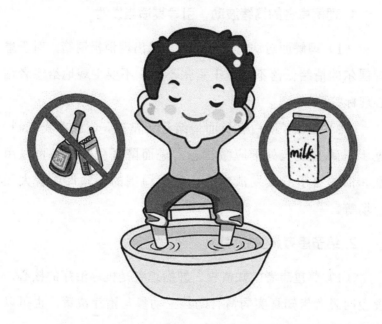

第五节　家属积极帮助肿瘤患者做好心理防护

1. 理解患者的情绪波动，引导其适当发泄

（1）理解面对病情人人都有可能出现消极情绪，对于患者偶尔的情绪低落不必过于紧张不安，不要主观地给患者贴心理标签。

（2）让患者明白有负面情绪是正常的，刻意自我克制、过于忍耐会使人处于应激状态，进而降低免疫力，可以用温和的语言引导其发泄出来，如向周围的人倾诉或者大哭一场等。

2. 给予患者足够的尊重

（1）尊重患者的知情权。肿瘤患者是抗癌治疗的核心，慢慢向患者告知真实病情有助其主动参与治疗决策，也可以及时获得更准确的治疗感受和疗效。

（2）尊重患者的选择权。在日常相处中多询问患者的意见，使其拥有参与感和满足感，感受到自己的价值，从而增强肿瘤患者的信心。

3. 以足够的耐心陪伴患者

（1）在肿瘤患者治疗期间，若不给予肿瘤患者足够的陪

伴，容易使其想东想西，陷入自我负面情绪的泥淖中，不易走出。

（2）和患者一起保持良好的生活习惯，群体行动更有利于习惯的养成和保持。

（3）当患者出现不良情绪需要倾诉时，耐心倾听，还可以和患者一起进行阅读、欣赏音乐、做饭等活动，调整情绪的同时又增进了感情。

4.营造舒适轻松的生活环境，给予积极的心理暗示

（1）营造舒适的环境。如室内的光线要柔和，要减少噪声；对话时要语气轻柔，保持适当的幽默感。

（2）多给予积极的心理暗示。如在病人情绪好或者有较好疗效时及时告诉其一些癌症康复的好例子，使其建立自信心，减少不良刺激，不在患者面前说丧气话、发牢骚。

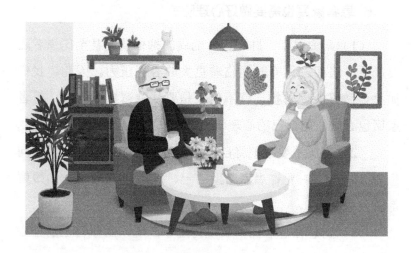

5. 不过度关心患者

（1）过于无微不至，甚至包办穿衣、刷牙洗脸等琐碎小事，极易使患者认为自己是一个负担。而且，事事插手也会减少患者体力活动的机会，适当的体力活动有助于抵抗力的提高，对于抗癌极有必要。

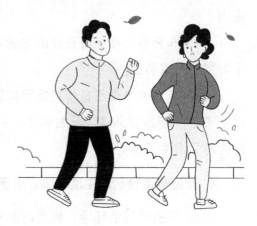

（2）减少不必要的探视。过于频繁的探视会影响患者休息，也会给患者造成很大的心理压力，探视者有意无意透露出的同情和怜悯也容易让患者陷入自我否定。

6. 患者家属也需要做好心理防护

（1）研究显示，肿瘤患者配偶的抑郁情况甚至比患者还要严重，表明家属有时面临着更大的心理压力。因此，我们如果要做好心理防护，就不仅仅是要从肿瘤患者入手，患者家属也必须注意自己的心理状态。

（2）家属不要时刻将自己置于帮助者的地位，适当地向患者"示弱"，允许患者帮助自己，这对于双方压力的缓解都有益处。

（3）切忌在患者面前表现得过于乐观，隐藏自己的担心而假装乐观会消耗大量的精力，同时为自己的心理健康埋下隐患。

第六节　肿瘤患者心理防护知识问答

1.负面的情绪反应会伤害我们的身体吗?

情绪变化会通过人体的自主神经系统影响我们的心理和身体健康。现代医学研究发现，过分压抑自己的负面情绪，逆来顺受，有气往肚子里咽，爱生闷气，行为退缩等，易出现无助、无望的心理状态，这种性格特征被称为"C型性格"。C型性格的人，罹患肿瘤的可能性比其他性格特征的人更高。

负面情绪如果不能得到合理的宣泄，就会长时间积压在心里，这种持续性的影响会伤害我们。

2.怎样评估心身健康是否受到伤害?

不同性格的人对于相同事件的情绪反应不同，症状也不尽相同。

下面推荐一个包括 20 个问题的《心理健康自评问卷》，回答"是"计 1 分，回答"否"不计分，将所有条目得分相加得到总分，总分超过 7 分就需要引起关注了。

心理健康自评问卷

序号	题目	序号	题目
1	你是否经常头痛？	11	你是否发现很难从日常活动中得到乐趣？
2	你是否食欲差？	12	你是否发现自己很难做决定？
3	你是否睡眠差？	13	日常工作是否令你感到痛苦？
4	你是否易受惊吓？	14	你在生活中是否不能起到应起的作用？
5	你是否手抖？	15	你是否丧失了对事物的兴趣？
6	你是否感觉不安、紧张或担忧？	16	你是否感到自己是个无价值的人？
7	你是否消化不良？	17	你头脑中是否出现过结束自己生命的想法？
8	你是否思维不清晰？	18	你是否什么时候都感到累？
9	你是否感觉不快乐？	19	你是否感到胃部不适？
10	你是否比原来哭得多？	20	你是否容易疲劳？

3. 家属与患者交流时需要注意什么?

家属需要注意交流时尽量做到"倾听为主,适度回应,少给建议,不作评论",下面是一些交流建议的举例。

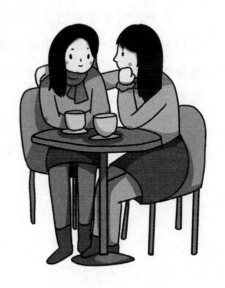

(1)可以这么说:

"我感觉现在你特别着急,可以跟我说说发生了什么吗?"

"这件事情确实挺让人担心的,我可以为你做一些什么?"

"如果我建议你,现在尝试去这么做……你觉得怎么样?"

(2)不要这么说:

"你这么想是不对的。"

"这个事不用担心,你就是想太多了。"

"你听我的,你这么做……就可以了。"

4. 患者家属该怎样对肿瘤患者阐述病情?

完全隐瞒与全盘托出都不可取,可以选择性地告诉患者病情,同时讲述一些抗癌成功的事例,增强患者信心,所用的语言可以根据患者的性格进行调整。还可配合医生用分段告知的方式,每个阶段有所保留地告知患者一些情况,再根据治疗的效果和患者的反应逐步告知更多信息。

此外，关于患者的病情切忌出现前后不一的说法，这会使患者产生怀疑甚至不由自主地向最坏的方向想，同时绝对避免给患者过于肯定的预后不良的结论，应该时刻记住给予患者以希望。

好的语言可以"治病"，能够帮助患者建立信心，增加治疗的依从性，获得更积极有效的治疗效果。